Td '298

AVIS

AUX PÈRES ET MÈRES

SUR LA VACCINE,

OU

RÉSULTAT DES VACCINATIONS

PRATIQUÉES

PAR M.ᵣ F. M. RÉMOND,

Médecin du dépôt de mendicité du département de la Côte-d'Or, ex-chirurgien - interne des hôpitaux des vénériens et de la Charité de Paris, etc.

A DIJON,

Chez Victor LAGIER, Libraire, rue Rameau.

A SEMUR,

Chez BERRY et BORDOT, Libraires.

M. DCCC. XVIII.

AVIS

AUX PÈRES ET MÈRES

SUR LA VACCINE.

~~~~~~~~~~~

Pendant les temps calamiteux qui viennent de s'écouler, la Vaccine a été tellement négligée, que les régistres mortuaires de beaucoup de villes montrent qu'un grand nombre d'enfans ont été victimes de la petite vérole ; et que nous avons vu, dans le département de la Côte-d'Or, et particulièrement dans l'arrondissement de Semur, plusieurs épidémies de cette affreuse maladie. Il en est encore qui parcourent maintenant les villes et les campagnes, et laissent partout des traces de leur funeste passage. N'est-il pas de l'intérêt de l'humanité, qu'un médecin élève la voix pour rappeler aux pères et mères, aux citoyens de toutes les classes, les avantages et l'excellence de la Vaccine ?

En publiant les observations que j'ai faites dans les diverses circonstances où j'ai pu étudier le développement, la marche et les suites de la Vaccine, ainsi que les réflexions qu'elles m'ont suggérées, je n'ai point la prétention de dire des choses nouvelles ; mais n'est-il pas utile de vérifier par d'ultérieures observations les faits les mieux constatés ? Doit-on craindre de publier ceux dont on a été témoin, de proclamer les résultats et les succès obtenus, sur-tout quand il s'agit de répandre parmi le peuple la connoissance de l'étonnante propriété de la Vaccine qui doit faire disparoître à jamais la petite vérole, la plus meurtrière des maladies épidémiques ? C'est à ce but si désiré que doivent tendre les efforts de tous les médecins ; tous doivent rivaliser de zèle pour propager l'inoculation de la Vaccine, et chacun, dans sa sphère, doit user de ses lumières, de son autorité, de toute son influence, pour rendre po-

pulaire, une pratique que le Gouvernement autorise et
même commande, et à laquelle l'Etat doit la conserva-
tion de citoyens nombreux (1). Quelques-uns peuvent
avoir des listes de vaccinés plus étendues que les miennes;
mais je doute qu'ils puissent offrir des résultats plus dé-
cisifs, plus faits pour porter la conviction dans tous
les esprits, plus propres à faire adopter la Vaccine
comme le sûr préservatif de la petite vérole, que ceux
que j'ai obtenus au milieu d'une épidémie très meurtrière qui avoit déjà fait périr beaucoup d'enfans dans
la commune de Genay. Je sais que d'heureux succès
ont aussi couronné le zèle de plusieurs médecins et chirurgiens de l'arrondissement de Semur (2). Souvent j'ai
regretté qu'ils n'aient pas été rendus publics par la voie
de l'impression, et qu'on n'ait pas mis à même de les
connoître, MM. les Maires des communes, les Curés
et Desservans, les Maîtres d'école, les Percepteurs des
contributions même, toutes les personnes enfin qui ont
des relations nombreuses avec les citoyens de toutes les
classes, afin que, convaincues de l'excellence de la
Vaccine, elles puissent élever la voix en sa faveur, et
servir à sa propagation; car c'est par l'exemple, l'arme
la plus forte que puisse employer la raison, et par des
faits, qu'il convient de répondre aux objections des an-
tagonistes de la nouvelle méthode préservative; c'est en
publiant ses bienfaits, qu'on parviendra à lui faire des
partisans et à assurer ses progrès. Telle est, je pense,
une des meilleures manières de lutter contre les obstacles qu'on lui oppose, contre les déclamations de la
sottise, contre les préjugés, l'ignorance et la préven-
tion.

---

(1) Depuis douze ans, plus de trois millions de personnes
ont été vaccinées en France, et quatre ou cinq cent mille qui
eussent été victimes de la petite-vérole ont été conservées à
leur famille et à leur pays. *Discours de M. le Conseiller d'État
Becquey, sous-Secrétaire d'État au département de l'intérieur,
dans la séance générale de la Société centrale de Vaccine, le 2
janvier 1817.*

(2) Parmi ceux qui ont obtenu le plus de succès, je citerai
particulièrement MM. Maillard et Judrin, chirurgiens à Semur, dont le zèle pour la propagation de la Vaccine ne s'est
pas ralenti, et qui, sous ce rapport, ont le plus de droits à la
reconnoissance publique.

C'est ainsi que cette découverte de la vertu singu-
lière de la Vaccine, qui immortalise Jenner, s'est ra-
pidement propagée chez les nations civilisées, qui l'ont
accueillie avec enthousiasme et reconnoissance, et parmi
les hordes les plus sauvages, qui commencent à la re-
garder comme le plus grand des bienfaits. En moins de
vingt ans, on a vu partout diminuer les ravages de la
petite vérole, et on a lieu d'espérer que bientôt ce
terrible fléau, le plus destructeur de l'espèce humaine,
disparoîtra entièrement.

Je m'estimerai heureux, si par mon zèle à propager
la Vaccine dans le cercle qui m'est tracé, je puis coo-
pérer à ce beau résultat; et ce petit écrit aura atteint
le but d'utilité que je me propose, si quelques pères et
mères qui doutent encore, restent convaincus, après sa
lecture, de l'efficacité, des avantages et de l'innocuité
de la vaccine (1).

Depuis huit ans que je pratique la médecine, j'ai vacciné plus de sept à huit cents enfans, tant à Semur, qu'à
Rouvray et dans les villages environnans, ainsi que
dans plusieurs communes du canton de Guillon, département de l'Yonne. Dans le cours de ces vaccinations,
j'ai souvent employé du vaccin qui m'avoit été envoyé
dans des tubes par M. Husson, secrétaire du Comité
central de Vaccine de Paris; ou bien, j'ai vacciné de
bras à bras. Quelquefois j'ai voulu transporter du vaccin
entre deux verres, mais alors mon opération n'avoit un
succès certain que quand j'avois fait assez de diligence,
pour qu'en arrivant, le vaccin se trouvât encore liquide,
et quand les verres en avoient été beaucoup chargés. Si
le vaccin étoit desséché et qu'il fallût le délayer avec
une goutte d'eau, je ne réussissois pas aussi constam-

---

(1) J'adressai en 1813, à M. le duc de Brissac, alors Préfet
du Département de la Côte-d'Or, un rapport sur les vaccinations
que j'avois pratiquées à Semur et dans plusieurs communes de
l'arrondissement, en 1810, 1811 et 1812. Cet habile administra-
teur voulut bien lui donner son approbation. C'est ce même
travail que je publie aujourd'hui. Je l'ai retouché dans les
heures de loisir que me laisse la pratique de la médecine, temps
précieux que le médecin sage, ami de l'étude, désireux de
l'instruction et passionné pour son art, sait mettre à profit
pour étendre son savoir et se consoler des tracasseries que
lui suscitent souvent l'esprit de parti, l'envie et la médiocrité.

ment. Au contraire, le fluide contenu dans des tubes hermétiquement fermés, m'a presque toujours donné de beaux boutons de Vaccine et n'a que peu de fois trompé mon attente. J'ai essayé de vacciner avec des croûtes vaccinales délayées dans de l'eau pure, mais cette méthode, qui a réussi quelquefois à d'autres médecins, ne m'a point donné de boutons. Le plus souvent j'ai vacciné les enfans de bras à bras, c'est-à-dire, en prenant sur un bouton de Vaccine convenablement développé, une petite quantité du virus encore chaud, et l'insérant immédiatement sous l'épiderme du bras du sujet soumis à la vaccination, en y faisant une petite plaie avec la pointe d'une lancette. J'ai toujours observé que plus la piqûre étoit légère, et plus le succès étoit certain. C'est cette méthode qui réussit le mieux. En inoculant de cette manière un fluide qui jouit encore, pour ainsi dire, de sa vitalité, on est bien sûr que l'on verra se développer des boutons de Vaccine régulière. Ce résultat est d'autant plus constant, que l'on prend le vaccin dans un bouton dont l'aréole inflammatoire est moins apparente. J'en ai pris dans des pustules vaccinales au troisième ou quatrième jour de leur existence, dans d'autres qui avoient à peine acquis la grosseur d'une tête d'épingle, et j'ai obtenu une vaccine de bonne nature. Cette observation m'a été confirmée dernièrement par mon estimable confrère et ami, le docteur Raveneau, de Montbard, dont la modestie égale le savoir ; il lui est arrivé souvent de prendre du vaccin dans des boutons qui commençoient à se développer et de remarquer qu'alors il ne manquoit jamais d'être reproductif.

J'ai toujours apporté beaucoup de soins aux vaccinations que j'ai pratiquées, cependant j'ai observé quelquefois la fausse vaccine. La première fois, elle fut le résultat d'une expérience que je voulois faire. Je vaccinai à Rouvray une fille de seize ans qui étoit marquée de petite vérole. Le lendemain, il survint de l'inflammation aux deux piqûres que j'avois faites au bras droit, et il s'y forma de petits boutons élevés en pointe, qui suppurèrent et se desséchèrent avant le quatrième jour. Plusieurs autres fois, j'ai vu cette fausse Vaccine, telle qu'elle a été décrite par M. Husson, dans ses Recherches historiques et médicales sur la Vaccine ; et dans un cas, j'ai cru devoir l'attribuer à l'irritation vive occasionnée par la lancette qui avoit pénétré trop avant dans le tissu de la peau, et dans un autre, à quelques portions de vaccin qui n'étoient pas bien dissoutes dans l'eau avec laquelle j'avois délayé la matière confiée aux verres. Je l'ai encore vue se développer sur deux enfans qui s'étoient fortement gratté les bras après la vaccination, et sur plusieurs que j'avois inoculés avec du vaccin pris sur un bouton trop avancé.

On pense bien que j'ai soumis à une nouvelle inoculation les enfans qui m'ont offert la fausse Vaccine, et alors les boutons ont eu une marche régulière, comme dans presque toutes les vaccinations que j'ai pratiquées.

Il faut avouer cependant que chaque piqûre faite pour l'insertion du vaccin sous l'épiderme, n'a pas toujours donné naissance à un bouton vaccinal. Je fais habituellement deux piqûres à chaque bras, et quelquefois trois, et il m'est arrivé qu'une, ou deux, ou trois piqûres seulement, ont été suivies de Vaccine régulière. Dans plusieurs cas, je n'ai point obtenu de boutons, et j'ai été obligé de renouveler l'inoculation, ce que j'ai toujours fait sans inconvéniens. Sur un enfant de Rouvray, à qui j'ai fait cette opération trois fois en un mois, il m'a été impossible d'obtenir des boutons de Vaccine, et cependant les parens m'assuroient qu'il n'avoit pas eu la petite vérole. Peut-être aurois-je réussi, si j'avois pu faire prendre à cet enfant, qui étoit fort et robuste, quelques bains tièdes avant de le vacciner ; mais il ne voulut pas y consentir.

J'ai attribué ces insuccès dans les différentes circonstances où je les ai éprouvés, ou le non-développement de la Vaccine, quelquefois au froid auquel les enfans s'exposoient sans précaution après avoir été vaccinés ; tantôt à ce que le vaccin transporté entre des verres ou dans des tubes, étoit trop ancien, ou altéré par le froid, ou par la trop grande chaleur ; tantôt à ce qu'il avoit été recueilli sur un bouton dont la période inflammatoire étoit trop avancée, et qu'il étoit par conséquent trop épais, trop gommeux. D'autres fois, une vaccination pratiquée trop précipitamment et de manière que le tissu de la peau étant entamé, il s'écou-

loit un peu de sang qui entraînoit le vaccin hors de la
petite plaie où je voulois le fixer, n'a pas été suivie du
développement des boutons. Enfin, l'état de la peau
dont l'épiderme est quelquefois rugueux, très épais, ou
dont les orifices des vaisseaux absorbans peuvent être
dans un état spasmodique, m'a semblé être cause deux
fois de l'insuccès de mon opération.

C'est dans ce dernier cas qu'une seconde vaccination
n'auroit pas plus de succès que la première, si on
n'avoit soin d'y préparer l'enfant en lui faisant prendre
quelques bains tièdes qui nettoient et assouplissent sa
peau, et en faisant de douces frictions sur la partie où
l'on veut vacciner. Ces frictions sont utiles sur-tout
chez certains sujets foibles, délicats, dont la peau est
pâle, les chairs molles et les propriétés vitales peu énergiques ; par ce moyen, on donne momentanément aux
vaisseaux absorbans un surcroît d'activité utile au succès
de la vaccination. Telle est la seule préparation qu'il
faille faire subir à quelques enfans avant de les vacciner.

Je n'ai rien à ajouter à ce qui a été dit par un grand
nombre d'auteurs sur les caractères de la Vaccine régulière. Le développement des boutons, leur inflammation et leur dessication, ne m'ont rien offert qui soit
digne d'être noté. J'ai toujours admiré avec quelle exac-
titude et quelle précision la marche de cette maladie a
été décrite ! Combien nous devons de reconnoissance à
ceux qui ont assigné les vrais caractères de la Vaccine
préservative, et ceux de la Vaccine fausse ou bâtarde,
qu'il est si important de distinguer pour déterminer le
degré de confiance qu'on doit avoir dans la vaccination !

Jamais je n'ai eu sous les yeux d'accidens graves occasionnés par la Vaccine. Quelquefois une inflammation un peu forte, déterminée par le frottement des
piqûres où par la constriction opérée sur les boutons
par des habillemens trop serrés, a entravé la marche
de l'éruption. Deux fois, après avoir pris beaucoup de
vaccin sur les boutons qui étoient très bien développés,
j'ai vu survenir une inflammation très vive et comme
erysipélateuse, attaquant la peau et même le tissu cel-
lulaire, et produisant une tuméfaction si considérable,
que les boutons paroissoient enfoncés au centre de la

tumeur inflammatoire, et que les petits malades en res-
sentoient beaucoup de douleur et de fièvre. Cet état, oc-
casionné par des piqûres peut-être trop nombreuses et
trop profondes, faites aux boutons, s'est dissipé sans
autres moyens que des fomentations émollientes et des
boissons délayantes et rafraîchissantes données aux malades, et en trois ou quatre jours la résolution a été com-
plette.

Je dois, puisque l'occasion s'en présente, rassurer les
parens sur le danger qu'ils croient y avoir de laisser
prendre du vaccin sur les boutons bien développés aux
bras de leurs enfans. Il est certain qu'on peut, sans
inconvénient, enlever quelques gouttes de vaccin d'un
beau bouton, et que les piqûres *légères* qu'on y fait
pour donner issue au fluide, n'entravent dans aucun
cas la marche de la Vaccine. Ces piqûres ne sont jamais
douloureuses pour l'enfant, et sa santé ne peut en
éprouver aucune atteinte. Quand des pères et mères
ont des enfans reconnus bien sains, dont la Vaccine
s'est développée régulièrement, ils ne devroient jamais
refuser à un médecin le vaccin dont il a besoin. La reconnoissance leur en fait un devoir. J'ai eu plus d'une fois
le cœur navré de refus de cette nature.

Qu'ils se rassurent aussi sur les qualités du vaccin
que l'on emploie pour propager cette bienfaisante méthode préservative. Les virus qui se développent dans
l'économie animale, ou qui y sont introduits, ne don-
nent jamais lieu qu'à des maladies qui produisent des
virus semblables, quel que soit l'état de la santé de
l'individu qui en est infecté. L'humeur de la petite vérole, de la syphilis, des dartres, de la Vaccine, des
achores ou croûtes laiteuses, etc., prise sur un sujet
atteint de ces maladies, n'en produit pas d'autres, mais
fait développer seulement, quand on l'inocule à un individu sain, la variole, la syphilis, des dartres, des
boutons de Vaccine, etc. Ce fait est constant, quel que
soit d'ailleurs l'état de la santé du sujet qui fournit l'humeur qu'on inocule, fût-il atteint des maladies les plus
compliquées et les plus dégoûtantes. Pendant un séjour
de dix-huit mois à l'Hôpital des Vénériens de Paris, j'ai
fait et vu faire des épreuves qui m'ont confirmé dans
cette opinion. Il est préférable cependant, pour tran-

quilliser les personnes incapables de juger ces résultats, de ne prendre le vaccin que l'on veut communiquer, que sur des enfans sains et bien constitués.

Je n'ai jamais vu survenir d'ulcérations à la place des boutons. Si, dans quelques cas, les glandes des aisselles ont été engorgées, j'ai toujours été assuré que cela tenoit à la violence de l'inflammation, car les engorgemens se sont constamment dissipés avec les symptômes inflammatoires de l'aréole.

Quant aux accidens généraux, ils n'ont jamais été tels, qu'ils nient pu me faire douter un instant de l'innocuité de la Vaccine. J'ai vu quelques enfans qui ont eu de la fièvre pendant plusieurs jours. D'autres, et c'est le plus grand nombre de ceux que j'ai vaccinés en 1812, m'ont offert une éruption miliaire, de nature particulière, dont je parlerai tout à l'heure ; enfin, trois ou quatre, à la même époque, m'ont présenté des boutons peu nombreux, répandus sur différentes parties du corps, et dont les caractères étoient presque les mêmes que ceux des boutons de Vaccine. Ces derniers pouvoient dépendre, ou de l'épidémie de petite vérole qui régnoit dans les campagnes aux environs de Semur, ou bien être le résultat d'inoculations nouvelles du virus vaccin que les enfans se seroient faites après avoir gratté leurs boutons. Je n'ai pas pu faire les expériences nécessaires pour prouver l'une ou l'autre de ces opinions.

L'éruption miliaire dont il vient d'être question, a été observée la première fois à Genève par le docteur Odier, et depuis lui, par quelques autres médecins. Elle offroit de petits boutons, gros comme la tête d'une épingle, rouges, durs, qui paroissoient sur tout le corps et particulièrement sur les bras. Ils ne déterminoient aucun accident, seulement un peu de démangeaison chez quelques enfans. Ces boutons n'ont pas suppuré, mais se sont desséchés successivement, et les petites croûtes, résultat de cette dessication, sont tombées au bout de quinze jours ou trois semaines. Je n'ai jamais vu cette éruption durer plus d'un mois et altérer la santé d'une manière quelconque.

Étoit-elle un effet de la Vaccine ? ou tenoit-elle à la constitution épidémique régnante ? Jusqu'ici l'observa-

tion scrupuleuse et impartiale des éruptions qui ont ac-
compagné ou suivi le développement de la Vaccine, a
montré qu'elles n'avoient le plus souvent aucune analogie avec cette dernière, et qu'elles en étoient toujours
indépendantes. Les expériences même qui ont été faites,
n'ont point laissé de doute à cet égard. On s'est assuré
que des petites véroles, des varicelles, des exanthèmes
pemphygoïdes, etc., pouvoient coïncider avec la Vaccine, mais qu'alors, elles étoient le résultat de la constitution épidémique régnante. Il n'en est pas de même
pour l'éruption miliaire. Plusieurs médecins la regar-
dent comme étant chez le plus grand nombre des sujets
une conséquence de la Vaccine. J'embrasse cette opinion ; mais je pense que la constitution épidémique qui
disposoit aux maladies éruptives, a pu joindre son influence au stimulus exercé sur la peau par le vaccin,
et donner naissance à cette miliaire. Cette dernière
cause, l'irritation de la peau par l'infection vaccinale,
étoit très sensible, car j'ai observé que l'éruption étoit
d'autant plus forte que les boutons de vaccin étoient
plus nombreux, plus enflammés, et qu'il y avoit une
plus grande réaction des forces vitales chez le sujet
vacciné. Elle étoit aussi plus considérable à l'avant-
bras et sur les épaules, parties sur lesquelles l'irritation
vaccinale devoit être plus vive à cause de leur proxi-
mité du foyer du mal.

Malgré quelques accidens locaux et cette éruption
miliaire qui n'ont porté aucun préjudice à la santé des
vaccinés, l'influence salutaire de la nouvelle méthode
préservative m'a été bien démontrée, et ses résultats
avantageux m'ont paru bien certains : ceux de la petite vérole, au contraire, doivent faire le désespoir de
tout ami de l'humanité. En effet, qui ne seroit pas
effrayé des ravages de cette maladie affreuse ? Qui ne
voudra pas se soumettre à l'opération légère qui en pré-
serve, en songeant que *la petite vérole nous décime*,
selon le terrible résultat annoncé par La Condamine.
Mais c'est-là le terme moyen des pertes qu'elle fait
éprouver à l'espèce humaine ; car il est prouvé par les
registres mortuaires de différentes villes, que souvent,
sur quatre cents enfans qui en sont atteints, il en
meurt au moins cinquante ; et il est certain que ce

rapport entre les malades et les morts est bien plus grand, si on considère quelques épidémies en particulier. A Paris, vingt mille personnes en périrent en 1720. Maret, médecin de Dijon, écrivoit, en 1779, dans une note de son *Mémoire sur les moyens à employer pour s'opposer aux ravages de la variole* : « Je « n'ai pu me procurer un dénombrement de ceux qui « ont eu la variole en cette ville, et qui en sont morts; « mais on m'a mandé qu'à Saulieu, depuis le mois « d'avril jusqu'à la fin d'octobre, il y a eu 400 va- « riolés dont cent soixante-neuf sont morts, près de « neuf sur vingt-deux ; qu'à Semur, dans la même « épidémie, sur deux cents malades de la variole, il « y a eu cinquante morts, un sur quatre. » Enfin, selon M. Husson, quelques écrivains, en rapprochant le nombre des morts de celui des personnes mutilées ou défigurées par cette affreuse maladie, ont prouvé que le quart du genre humain étoit victime de ses effets. Pères et mères! voudrez-vous laisser courir ces chances à vos enfans ? Soyez bien persuadés qu'il n'en a pas été de la Vaccine comme de beaucoup de nouveautés que la crédulité accueille aveuglément. L'esprit de sagesse, d'ordre, de méthode et d'observation qui préside aujourd'hui à la recherche de la vérité et à l'étude de toutes les sciences, s'est emparé de cette découverte, l'a examinée dans tous les faits qu'elle a présentés, et avec d'autant plus de sévérité, que les résultats qu'elle offroit étoient plus extraordinaires. Des épreuves de toutes sortes ont été faites et répétées mille et mille fois ; et soit qu'on ait inoculé la petite vérole ou exposé à sa contagion par cohabitation, des enfans vaccinés, soit qu'on ait observé des épidémies varioleuses, on a toujours reconnu que la Vaccine étoit un sûr préservatif de la petite vérole.

Je n'exprimerois pas cette vérité si souvent dans ce petit écrit, s'il n'étoit pas nécessaire de la remettre sans cesse sous les yeux du public, pour l'éclairer sur ses véritables intérêts et sur l'efficacité de l'inoculation de la Vaccine. Tous les grands maîtres de l'art de guérir, le monde savant, l'Europe, l'univers entier lui ont donné leur sanction. Qui donc osera élever la voix pour faire contre elle des objections ? Quels reproches peut-on donc lui faire ? En croira-t-on quelques mères aveuglées par les préjugés, ou esclaves de l'habitude ? Faut-il écouter les sottes plaisanteries et les fausses allégations de quelques médecins mêmes, ignorans, inconséquens et légers, mais qui se croient de grands docteurs, et qui n'osant repousser ouvertement la Vaccine, veulent s'attirer l'attention publique, en jettant sur elle de la défaveur, et feignant de redouter ses suites ? Comment s'en trouve-t-il qui osent ainsi braver l'opinion ? Que penser de celui qui citoit en public, dans un cours, l'histoire d'une jeune personne, tellement affectée par la Vaccine, que dans les redoublemens de sa fièvre, elle mugissoit à la   nière des vaches ? Et de cet autre docteur qui prétendoit avoir vu pousser à des enfans vaccinés, du poil, un mufle et une queue de veau ? N'est-ce pas le comble de la mauvaise foi, de la déraison, de la démence même, que de chercher à empêcher la propagation de la Vaccine, en publiant des contes aussi absurdes ?

Au surplus, quels sont donc les accidens graves, les maladies extraordinaires, auxquels elle a donné naissance ? Est-ce à la Vaccine qu'on doit attribuer le développement de ces éruptions cutanées de nature variée dont l'enfance est si souvent atteinte ? et ces affections diverses qui montrent le système lymphatique et glanduleux dans un état de foiblesse remarquable, n'avoient-elles point été observées avant sa découverte ? Les croûtes laiteuses, la teigne, les écrouelles, le carreau, le rachitisme, les diverses espèces de toux et de catarrhes, les dévoiemens, les convulsions, et tant d'autres maladies, fléaux de l'enfance, sont-elles donc d'invention nouvelle ? Non sans doute ; et il ne faut qu'être observateur de bonne foi pour avouer que, loin de donner naissance à ces diverses affections, ou d'exercer sur elles une influence désavantageuse, quand elles existent avant la vaccination, l'inoculation vaccinale peut, par l'excitation momentanée des forces organiques qu'elle détermine, améliorer l'état du malade et favoriser la solution de la maladie. C'est ainsi qu'on lui a vu produire la guérison, ou des changemens favorables chez certains malades atteints de fièvres tierces ou quartes rebelles, d'affections chroniques de la poitrine, d'ophtalmies anciennes, de dartres, de maladies nerveuses et convulsives, d'engorgemens des glandes de diverses parties du corps, etc. Telle est la remarque qui a été faite par beaucoup de médecins, et que je pourrois confirmer par ma propre observation.

On ne peut nier cependant qu'on n'ait vu quelquefois des croûtes lymphatiques ou quelques boutons suppurans se former à la tête, autour des oreilles, ou sur d'autres parties du corps, chez des enfans qui avoient été vaccinés depuis peu. J'ai été témoin de cet accident survenu à deux individus six semaines après la vaccination ; ils avoient aussi de petites glandes engorgées sur les côtés du cou qui annonçoient un état de foiblesse qu'il falloit combattre. Mais je suis loin d'attribuer cet effet à la Vaccine ; car j'ai vu, avant et depuis cette époque, d'autres enfans qui n'avoient point été vaccinés et qui présentoient les mêmes symptômes ; et quel médecin n'en rencontre pas souvent dans sa pratique, sur-tout à Semur où les maladies qui annoncent chez les enfans un état de foiblesse remarquable, telles que les affections vermineuses, écrouelleuses, etc., sont comme endémiques (1) ?

_____

(1) C'est ce que je développerai plus particulièrement dans un travail dont je m'occupe, sur les maladies les plus fréquentes à Semur et aux environs, travail qui doit servir à la topographie médicale de cette ville, pour laquelle je ramasse des matériaux. Que de douleurs d'estomac, de coliques hépatiques, d'atonie des intestins, de catarrhes pulmonaires, de fleurs blanches, d'affections nerveuses, de maladies vermineuses, rhumatismales, les médecins ont à traiter ! Les engorgemens des glandes cervicales chez les enfans, le rachitisme, les scrophules, sous la plupart des formes qu'ils revêtent, le goître, etc., y sont fréquemment observés. Toutes ces maladies tenant à la foiblesse, il est peu de pays où les émétiques qui secouent si utilement l'estomac, les vésicatoires, les médicamens toniques, et surtout un régime fortifiant, soient plus nécessaires qu'à Semur.

Il ne sera pas indifférent de rechercher à quelle cause on peut attribuer le principe de foiblesse qui engendre ces diverses maladies ; d'examiner si elles ne dépendent pas de l'usage des eaux qui sont séléniteuses et par conséquent crues, lourdes et indigestes ; si l'humidité continuelle dans laquelle se trouve la ville entourée presqu'entièrement par l'Armançon, ne contribue pas à les produire ; si les variations de température qui sont très fréquentes dans ce pays, un peu abrité des vents du nord par des montagnes assez élevées, ne sont pas les causes prédisposantes de plusieurs d'entre elles.

Cependant il est des enfans foibles et délicats, chez lesquels beaucoup de maladies, même celles qui sont aiguës, et la Vaccine peut être considérée comme telle ; chez lesquels, dis-je, beaucoup de maladies entraînent à leur suite des engorgemens des glandes, ou des éruptions d'humeurs âcres qui se fixent sur diverses parties et prennent des formes différentes. Ces affections consécutives sont très certainement dues, ou à un régime vicieux que suit l'enfant, ou à sa mauvaise organisation, ou à un principe morbifique inhérent à sa constitution et très souvent héréditaire. Pour prévenir ces maux, il peut être utile, quand on les redoute, après la Vaccine, comme après beaucoup d'autres maladies de l'enfance, d'appliquer au bras des enfans un petit vésicatoire dont on entretient la suppuration pendant quelque temps, et de leur faire faire usage d'un sirop dépuratif tonique, comme le sirop anti-scorbutique, par exemple : cette méthode m'a toujours heureusement réussi.

Il n'est aucune circonstance de la vie qui contr'indique la Vaccination. J'ai vacciné des enfans de tout âge, avant, pendant et après la première dentition. Un des miens l'a été avec succès cinq jours après sa naissance ; je lui fis deux piqûres à chaque bras ; mais il ne se développa qu'un seul bouton qui étoit large et très beau, et sa Vaccine a été des plus régulières et des plus heureuses. J'ai aussi vacciné à Genay et à Champ-d'Oiseau, deux enfans huit jours après leur naissance ; l'éruption n'eut pas lieu ; je recommençai l'opération au bout de dix jours, et le succès fut complet.

Il n'est pas étonnant que chez des sujets aussi jeunes la Vaccine ne se développe pas constamment, parce qu'à cet âge, les fonctions de la peau qui est pulpeuse et abreuvée de beaucoup de sucs, ne sont pas encore assez énergiques pour que l'absorption puisse s'y établir, et que le travail de la Vaccine s'y développe d'une manière bien active. De-là le conseil que l'on donne de vacciner les enfans de préférence du deuxième au quatrième mois, parce qu'à cette époque ils sont moins tourmentés par les coliques si fréquentes dans les premiers temps de leur existence, et qu'alors il est

rare qu'ils éprouvent déjà les douleurs de la dentition. Observons cependant que le choix du temps n'est
pas rigoureusement nécessaire ; qu'on peut vacciner
pendant la dentition, sans qu'il en résulte d'accidens ;
et j'ai eu lieu de m'en assurer, quand l'épidémie de
petite vérole, qui régna à Genay en 1812, me fit un
devoir de vacciner tous les enfans qui se présentoient,
et dans quelques circonstances de la vie et de la santé
qu'ils se trouvassent. Mais ordinairement j'évite de
vacciner à cette époque orageuse de la vie; car il faut
se garder autant que possible d'augmenter l'irritation
qui existe alors. Beaucoup de médecins ont pu le faire
sans inconvéniens, et ont même observé que sous l'influence du vaccin, et par les modifications favorables
qu'il fait éprouver à l'économie, la dentition a été quelquefois plus facile et plus régulière.

Une remarque constante, c'est que les enfans qui
tettent encore s'aperçoivent à peine du travail vaccinal;
souvent ils n'éprouvent pas même plus de chaleur qu'à
l'ordinaire, tandis qu'à un âge plus avancé, quelquefois il se déclare un peu de fièvre.

Toutes ces observations et ces réflexions confirment
quelques-unes de celles qui ont été faites depuis la
découverte de Jenner. C'est en tenant note des diffé-
rens phénomènes que la Vaccine m'a présentés, que
j'ai pu former mon opinion et mon expérience en ce
qui la concerne. Il seroit bien à désirer que chaque
médecin procédât de cette manière pour apprécier les
faits nombreux de l'art qu'il cultive, et qu'il s'habi-
tuât ainsi à porter des jugemens avec moins de légèreté.

Ce que j'ai encore à dire relativement à l'épidémie
de petite vérole qui a régné aux environs de Semur, et
sur-tout à Genay en 1812, ne peut manquer de porter
la conviction dans l'esprit de ceux qui liront cet écrit,
et le résultat obtenu doit à jamais fermer la bouche aux
détracteurs de la Vaccine.

Dans les premiers jours de juin 1812, j'appris que
la petite vérole moissonnoit beaucoup de victimes aux
environs de Semur. J'avois à cœur qu'elle ne pénétrât
pas dans le village de Chevigny, commune de Millery;
je voulus en vacciner tous les enfans ; mais ce fut en
vain que je le proposai à beaucoup de pères et mères.

Ils me citoient de prétendus accidens occasionnés par la Vaccine, et toute ma logique échoua devant leurs préjugés et leur incrédulité. Il falloit les convaincre par l'exemple; j'y fus bientôt décidé. Ma femme venoit d'accoucher d'un garçon, je le vaccinai le 5.e jour de sa naissance; la nouvelle en fut aussitôt répandue dans le village, et tous les enfans qui n'avoient pas eu la petite vérole, au nombre de trente-sept, participèrent au bienfait de la Vaccine. N'est-il pas vrai que l'exemple est l'arme la plus forte que puisse employer la raison?

Mais dans le village de Genay, très voisin de celui de Chevigny, la petite vérole avoit déjà fait périr plusieurs enfans. J'appris que sur vingt-six qui en avoient été atteints, déjà cinq étoient morts, et que d'autres étoient très malades. Je me hâtai d'y porter la Vaccine; et le même jour, aidé de M. Maillard, je vaccinai cinquante-six individus de tout âge. Dix jours après, j'en vaccinai encore seize qui ne s'étoient pas présentés la première fois, et l'épidémie de petite vérole fut totalement arrêtée. La première vaccination eut lieu le 16 juin 1812.

En jetant les yeux sur le tableau de cette épidémie, on voit que la petite vérole a atteint quarante-un enfans dont neuf avoient été vaccinés avant l'invasion de cette maladie, ou l'ont été le jour même qu'elle s'est déclarée; il en est mort huit, c'est-à-dire un cinquième à peu près. On y voit encore que, passé le 26 juin, ou dix jours après la première vaccination, et quelques jours après la seconde, il ne s'est plus développé de petite vérole dans Genay; preuve bien convaincante de l'utilité de ces opérations et de l'efficacité de la méthode préservative.

Le tableau des vaccinations montre que soixante et douze individus ont été vaccinés par M. Maillard et par moi, les 16 et 26 juin; que sur deux d'entre eux la Vaccine ne s'est pas développée, non plus que sur neuf qui ont eu la petite vérole; et de ceux-ci, trois sont morts victimes de l'épidémie. Ainsi soixante-un enfans ont été préservés de la petite vérole; et si l'on se rappelle qu'il a péri un cinq 'ème de ceux qu'elle a at-

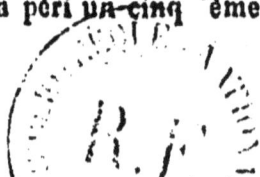

2

teints, n'est-on pas en droit de conclure que douze enfans ont été arrachés à une mort certaine ?

Il n'est pas étonnant que la petite vérole se soit développée sur neuf vaccinés. La terreur que causoit l'épidémie étoit si grande que les enfans se pressoient pour
subir la vaccination, et que plusieurs parens nous en
amenèrent qui avoient déjà éprouvé les premiers symptômes de la variole. Aussi on voit que chez trois enfans, l'invasion de cette maladie date du 16 juin, jour
même de notre opération, et que chez les six autres
vaccinés qui en ont été atteints, elle ne s'est développée que le lendemain, ou les jours suivans. Mais
après une dixaine de jours, aucun de ceux sur lesquels
la Vaccine a eu un cours régulier, n'a été attaqué par
l'épidémie; et en effet, on sait qu'en général le Vaccin
n'a de vertu préservative qu'au onzième jour de son
insertion, c'est-à-dire, après que l'économie toute
entière a reçu l'influence du virus inoculé, quand le
Vaccin cesse d'être reproductif par la diminution des
symptômes inflammatoires et par la dessiccation des
boutons ; de manière que toutes les fois que la petite
vérole ne sera pas développée chez un sujet qui a une
Vaccine régulière, après onze ou douze jours, ce sujet
n'a plus à la redouter.

Parmi les enfans vaccinés qui ont eu la variole, j'en
ai vu un dont les boutons de Vaccine ont parcouru leurs
périodes de développement, ont suivi une marche régulière en même temps que la petite vérole. Cette circonstance qui se présente rarement mérite d'être notée.
La petite fille qui m'a fourni cette observation étoit
âgée de huit ans. Elle fut vaccinée le 16 juin. Je fis
deux piqûres à chaque bras. La variole se développa le
21 juin, cinq jours après la vaccination, au moment
où une des petites plaies commençoit à s'enflammer et
où l'aréole commençoit à paroître. L'éruption variolique
se fit régulièrement, parcourut ses périodes comme à
l'ordinaire. L'inflammation vaccinale ne parut pas en
ressentir d'influence ; seulement la dessiccation du bouton fut un peu tardive et devança de très peu celle des
boutons de petite vérole. Ses caractères bien tranchés
le faisoient aisément distinguer de ceux-ci.

Quoique le nombre des morts ait été proportionnelle-

ment très grand , puisqu'un cinquième des malades
a péri, il est cependant vrai de dire que cette épidémie
variolique n'étoit pas très meurtrière par elle-même ,
puisque dans d'autres pays qu'elle a parcourus, elle n'a
pas eu des résultats aussi funestes. Elle ne l'est devenue
à Genay, que par le mauvais traitement suivi par les
mères qui soignoient leurs enfans, sans prendre conseil
des médecins. La plupart de ces petites véroles étoient
bénignes ou discrètes ; mais stimulés par des boissons
échauffantes et sur-tout par le vin donné dans la vue
de faire jeter les boutons , de provoquer l'éruption ,
méthode désastreuse trop en vogue dans les campagnes,
les petits malades étoient tourmentés par une fièvre
violente ; l'éréthisme de la peau étoit considérable , et
cette éruption ne pouvoit se faire. J'ai vu mourir un
enfant d'une inflammation très intense des poumons,
qui étoit venue compliquer la maladie épidémique et
qui avoit été occasionnée par un traitement incendiaire.
Certainement l'application des sangsues, des bains
tièdes, des boissons délayantes, des tisannes adoucis-
santes et béchiques, auroient été bien préférables au
vin dans cette circonstance, et auroient prévenu des
accidens très fâcheux.

Ce n'est pas le moins important des services que le
célèbre Sydenham , si justement nommé l'Hippocrate
anglais, a rendus à notre art, que d'avoir ramené les
médecins à un traitement de la petite vérole plus ratio-
nel que celui qu'on avoit suivi jusqu'à lui, en faisant
abandonner les remèdes échauffans , pour user des
adoucissans, des délayans et des rafraîchissans. Combien de victimes seroient encore chaque jour arrachées
à la mort, si cette méthode curative étoit bien connue
des habitans des campagnes, qui, malheureusement ,
n'appellent le médecin que rarement, et souvent trop
tard, pour diriger le traitement de la petite vérole
dont leurs enfans sont atteints ! J'ai eu soin dans l'épidémie de Genay , de défendre à plusieurs mères de
donner du vin à leurs petits malades ; je leur ai prescrit
pour tisane unique, ou une infusion de fleurs béchiques
et pectorales édulcorée avec le sirop de guimauve, ou
une décoction d'orge miellée, quelquefois coupée avec
du lait. Celles qui ont écouté mes conseils, ont eu lieu

de s'applaudir de n'avoir pas suivi la méthode échauf-
fante qui étoit en vogue.

Telles sont les principales observations que m'a four-
nies l'épidémie de Genay, et que j'ai pu faire sur les
vaccinés qui en ont été préservés.

Mais ce n'est point une chose étrangère au sujet qui
m'occupe, que de parler de la varicelle ou petite vérole
volante, qui, s'étant développée quelquefois en même
temps que la vaccine, ou après elle, a pu être prise
pour une éruption variolique, fournir des armes aux
détracteurs de la vaccine, et ôter aux pères et mères la
confiance que doit leur inspirer cette bienfaisante méthode préservative.

Une épidémie de petite vérole volante a régné à
Semur pendant l'été de 1812. Beaucoup de personnes
ont cru que c'étoit la variole; mais par un examen plus
attentif, elles ont été bientôt convaincues du véritable
caractère de cette éruption. La rumeur publique, à
cette époque, signaloit surtout comme ayant la petite
vérole, une jeune fille de quatre ans à laquelle je
donnois des soins et qui avoit été vaccinée avec succès
à l'âge de dix-huit mois. Je me hâtai de combattre
cette idée qui, répandue trop légèrement, pouvoit jetter
de la défaveur sur la Vaccine et retenir les parens qui
auroient été disposés à faire jouir leurs enfans de ses
bienfaits. J'eus soin de faire remarquer aux personnes
qui m'en parloient, la nature de l'épidémie régnante, et
de chercher à les tirer d'erreur, en leur faisant l'énu-
mération des caractères distinctifs de la varicelle et de
la petite vérole. Il n'est pas utile de tracer ici ces
caractères; il suffit d'avertir les pères et mères qu'ils
peuvent être trompés par l'espèce d'analogie qui existe
entre ces deux maladies, et qu'ils doivent être réservés
sur les conséquences qu'ils pourroient tirer contre la
Vaccine, d'une observation fausse et non suffisamment
éclairée. Il n'appartient qu'aux gens de l'art d'être juges
de faits de cette nature.

Je ne puis terminer ces réflexions sans dire un mot
sur la nécessité des purgatifs réitérés après les maladies éruptives. En ayant soin de donner deux ou trois
purgatifs après la petite vérole, la rougeole, etc.,
on prévient beaucoup d'accidens qui sont souvent la

suite de ces maladies. Ces moyens ayant été négligés
dans l'épidémie de Genay, j'ai vu depuis plusieurs
des variolés qui étoient attaqués d'ophtalmies rebelles,
ou qui avoient le bord libre des paupières chassieux,
ou les yeux larmoyans, et qui n'ont été que difficile-
ment guéris par l'emploi des sang-sues, des purgatifs,
des vésicatoires et même du séton à la nuque : heureux ces enfans, de ce qu'il ne s'en est pas trouvé
parmi eux qui soient restés défigurés pour toujours par
la perte d'un œil, ou par des taies incurables, ou par
des cicatrices difformes très étendues, ou bien dont la
constitution ait été à jamais détériorée par une foiblesse acquise de la poitrine, ou par d'autres maux
aussi graves, tels que des éruptions psoriques, dar-
treuses, etc. ! !

En pensant à la gravité de ces accidens, aux chances plus funestes encore que court l'enfant atteint de la
petite vérole; en mettant en parallèle l'innocuité de la
Vaccine et la certitude de son effet préservatif, il n'est
aucune personne sensée qui ne doive se soumettre ou
soumettre ses enfans à cette pratique salutaire; et cependant dans quelques pays, l'ignorance, la préven-
tion et les préjugés d'une partie du peuple, l'indiffé-
rence et la mauvaise foi de plusieurs médecins ou chirurgiens, le désir peut-être qu'ont quelques-uns de se
singulariser, leurs vaines et futiles objections contre
la Vaccine, les rétributions que d'autres exigent pour
vacciner, enchaînent encore les progrès de cette découverte et paralysent quelquefois les efforts des vrais
amis de l'humanité pour sa propagation. En France,
on a déjà beaucoup fait pour surmonter ces obstacles;
et « lorsqu'en 1814, dit M. le conseiller d'Etat Becquey
« (discours déjà cité), le Roi a été rendu aux vœux de
« ses peuples, ce monarque, protecteur de toutes les
« institutions et de toutes les découvertes utiles, et qui
« place son bonheur dans celui de ses sujets, a ordon-
« né à l'administration de faire pénétrer les bienfaits
« de la Vaccine jusques dans le moindre hameau de
« son royaume. » Pour obéir à cette auguste volonté,
des mesures ont été prises; mais ne pourroit-on pas
en prendre de plus efficaces encore? Ne pourroit-on
pas dans chaque département régulariser les vaccina-

tions, de manière que liées en quelque sorte avec l'ins-
cription des enfans sur les registres de l'état civil,
aucuns de ces petits êtres ne pussent échapper à l'œil
vigilant de celui qui dirige l'administration, et que
tous fussent soumis à la vaccine. Alors on ne verroit
plus d'épidémies de petite vérole ravager les villes et
les campagnes; de nombreux citoyens seroient con-
servés à l'Etat, et un résultat aussi beau, aussi grand
et aussi utile, seroit digne du siècle de sécurité et de
paix, dont l'aurore commence à luire pour la France.

Pour arriver à ce résultat, il faudroit, par une mesure administrative énergique, forcer pour ainsi dire
tous les pères et mères à adopter pour leurs enfans cette
pratique salutaire; il faudroit par cette mesure, transporter la Vaccine dans les hameaux les plus retirés, ce
à quoi les localités et le peu de zèle des vaccinateurs
s'oppose souvent, et vaincre l'opiniâtreté de cette foule
de gens dont l'instruction trop bornée ne leur permet
pas de distinguer toujours ce qui est souverainement bon
et utile de ce qui peut leur nuire; et je pense que ce
n'est que par un acte émané de l'autorité supérieure
même, qu'on peut y parvenir. Il faudroit que dans le
département de la Côte-d'Or, par exemple, un arrêté
de M. le Préfet ordonnât :

1.° Que tous les trois mois les Maires seroient obligés d'adresser au Sous-Préfet une liste des enfans nés
dans leurs communes.

2.° Que cette liste seroit remise à un médecin
chargé près de chaque Sous-Préfet de surveiller tout
ce qui auroit rapport à la vaccine (1).

_____

(1) Ceci pourroit rentrer dans les attributions du médecin
chargé de la surveillance des épidémies, comme il en existe
dans beaucoup de Sous-Préfectures. Je ne puis m'empêcher
d'exprimer ici le vœu que j'ai formé plus d'une fois, que les of-
ficiers de santé dans l'arrondissement de Semur soient obligés
d'avertir l'autorité, du développement d'une maladie épidémique
aux premiers symptômes qui se manifestent, afin que le médecin
des épidémies puisse s'y transporter assez tôt pour en déterminer le caractère, le degré de gravité, etc., et qu'on puisse
prendre les mesures nécessaires pour en arrêter les progrès.
Indépendamment de ce qui est arrivé à Genay, je pourrois ci-
ter plus d'un village où telle fièvre épidémique a enlevé beaucoup de malades, avant que l'autorité ait été informée de son

3.º Que ce médecin correspondroit avec des chirurgiens qui seroient tenus de vacciner ou faire vacciner
dans chaque canton, dans le deuxième, troisième ou
quatrième mois de leur naissance, tous les enfans dont
les noms leur seroient envoyés, dût-on, à cause du
déplacement, accorder des primes aux plus zélés.

4.º Que le résultat des vaccinations seroit adressé
sur des tableaux au médecin inspecteur qui formeroit
un tableau général, analyseroit et réuniroit les différentes observations qui lui auroient été communiquées,
et feroit un rapport sur les vaccinations pratiquées
pendant le trimestre. Ce travail, dirigé et visé par le
Sous-Préfet, seroit envoyé au Préfet, qui, de cette
manière, connoîtroit exactement les succès de la Vaccine
dans son département.

Il n'est pas douteux qu'en confiant l'inspection des
vaccinations à un médecin partisan sincère de cette
méthode préservative, on n'ait plus à craindre d'épidémies de petite vérole. Je crois qu'il n'est aucun autre
moyen d'obtenir ce résultat. Je connois toutes les mesures administratives prises par les Préfets ; je sais que
quelques-uns en ont aussi pris de coërcitives ; je n'ignore
pas les efforts des Sous-Préfets et des Maires, le zèle,

---

existence. Heureux encore quand elle met sa confiance en un
médecin instruit, zélé, dévoué à son art ; et à qui l'intérêt le
plus vil ne fasse pas oublier ses devoirs !….;

A ces diverses attributions, on pourroit joindre celles de mé-
decin-légiste près du Tribunal de première instance, chargé
en même temps de la surveillance et de la censure des rapports
médico-légaux faits dans l'arrondissement et dans chaque justice
de paix par un chirurgien choisi exprès et familiarisé avec l'ex-
pertise médico-judiciaire. Dans l'état actuel des connoissances,
ne doit-on pas être surpris que ces fonctions soient le plus souvent confiées aux individus les moins propres à les exercer ?
Ne doit-on pas gémir de l'insuffisance et de l'incertitude de la
plupart des rapports judiciaires d'après lesquels les juges et les
jurés doivent reconnoître l'existence ou la non existence des dé-
lits ou des crimes ? J'ai assisté à plusieurs sessions de Cours
d'assises, et je n'ai vu le plus souvent dans ces rapports qu'insuffisance dans l'exposition des faits et ignorance des phénomènes les plus simples de l'économie animale. A combien de
réflexions pénibles cette vérité pourroit donner lieu ? De quelle
importance pour la société seroient ces fonctions de médecin-
légiste, habile à prononcer dans une foule d'affaires civiles et
criminelles que la médecine doit éclairer de son flambeau !

développé par tous les corps administratifs, par tous les Archevêques, Évêques et Curés de France, par les médecins et chirurgiens, et même par des personnes étrangères et aux fonctions publiques et à l'art de guérir, pour la propagation de la vaccine ; mais je sais aussi que dans beaucoup de pays ces mesures ne produisent aucun résultat ; que tantôt on les néglige, tantôt on les brave ; que la voix des prêtres le plus souvent n'est pas entendue ; et que les démarches des apôtres les plus zélés de la nouvelle inoculation sont sans succès ; et je suis convaincu qu'il est impossible de faire pénétrer la vaccine dans beaucoup de hameaux retirés, si l'on n'adopte la marche que j'indique. Là se trouvera toujours le germe de ces épidémies désastreuses qui tôt ou tard porteront l'effroi et le deuil dans les familles.

Il est inutile d'énumérer les avantages que présente, pour la propagation de la vaccine, la mesure administrative dont il vient d'être question. Je crois qu'il n'est point de pères et mères qui voulussent s'opposer à la volonté de l'autorité manifestée par son envoyé, et qu'ils consentiroient tous à ce que leurs enfans fussent vaccinés ; ils seroient bientôt persuadés de la nécessité de la vaccine, et tous les obstacles seroient levés. Au surplus, le désir que je forme que ce projet d'arrêté soit accueilli, modifié et développé par M. le Préfet, part d'un cœur habitué à former des vœux pour la prospérité publique et pour le bien de l'humanité.

A Semur le 1.er mai 1818.

A DIJON, CHEZ FRANTIN, IMPRIMEUR DU ROI.

www.ingramcontent.com/pod-product-compliance
Lightning Source LLC
Chambersburg PA
CBHW070207200326
41520CB00018B/5541